AF611401

HISTOIRE MEDICALE DES MALADIES DYSSENTERIQUES

QUI affligent la Province du Maine en 1779.

MOYENS convenables pour combattre avec succès le Mal principal, & les accidens qui en sont la suite.

PAR Mr VETILLART, Docteur en Médecine, Membre du Collége des Médecins du Mans, Médecin de MONSIEUR, Frere du Roi, pour l'Apanage, Correspondant de la Société Royale de Médecine, Associé à celle d'Agriculture de la Généralité de Tours au Bureau du Mans; Commis pour le Traitement des Maladies épidémiques de la Province.

AU MANS,

Chez CHARLES MONNOYER, Imprimeur du Roi, de MONSIEUR, & de Mgr l'Evêque.

Avec l'Approbation & sous le Privilége de la Société Royale de Médecine.

M. DCC. LXXIX.

QUID artem noſtram magis illuſtrat; quid certius ſtabilit ac firmat? quam obſervationes ac hiſtoriæ morborum, ab iis ipſis fideliter conſcriptæ, qui ſaluti hominum præfuerunt.

D. JO. HARTM. DEGNER. hiſt. med.

MALADIES DYSSENTERIQUES,

QUI affligent la Province du Maine en 1779.

LE Canton de Tuffé, voisin de la Ferté-Bernard, & celui du grand Lucé, près le Château-du-Loir, sont attaqués l'un & l'autre, d'une maladie dyssenterique, qui depuis le mois d'Août a vexé les personnes de tout âge, & en a fait périr beaucoup ! ce mal gagne & s'étend dans la plus grande partie de la Province.

Je me suis transporté alternativement dans les Cantons les premiers attaqués ; j'ai visité les malades avec MM. les Chirurgiens des différens endroits ; nous sommes convenus des moyens tant curatifs que préservatifs : & de concert avec MM.

A 2

les prêtres & autres, nous avons pris les précautions nécessaires pour seconder sans abus la bonne volonté, la générosité du Roi & le zèle de Mr l'Intendant en faveur des pauvres.

Outre les secours médicaux auxquels j'ai pourvû, nous avons établi des secours alimentaires, proportionnés aux besoins de chaque Paroisse affligée, d'un plus ou moins grand nombre de pauvres malades.

C'est pour vous, MM. les Chirurgiens, témoins & compagnons de mes pénibles & dangereux travaux! c'est avec vous que je me suis empressé de composer ce Mémoire. Il est le fruit des observations que nous avons faites ensemble! Que notre expérience assure la pratique de vos Confreres, qui peuvent devenir chargés du traitement d'une épidémie, qui chaque jour s'étend, qui chaque jour assaillit de nouvelles paroisses. Cet Ouvrage n'est pas moins destiné pour vous, ames charitables, qui bravez le danger pour soulager l'humanité souffrante! Si les Gens de l'Art ont trop d'occupations pour se porter par-tout où leur présence est nécessaire; si leur éloignement, si leur absence forcée, apporte du retard dans les secours; si ce malheur inévitable dans une épidémie aussi répandue, a coûté des douleurs & peut-être la vie à pluſieurs, qu'il eût été poſſible de ſoulager & de ſauver! obviez à ce funeſte inconvénient; multipliez-vous, troupes auxiliaires, empreſſez-vous de nous ſuppléer; pourvû que le bien s'opére, n'importe par quelle main! C'eſt pour éclairer votre zèle; c'eſt pour mettre votre bonne volonté à couvert des impérities, que j'entrerai dans le détail de tous les ſignaux! Je vous enſeignerai en termes clairs les différentes manœuvres qui doivent être exercées, ſuivant les différentes circonſtances, que je vous mettrai à portée de diſcerner. Je vais vous confier des armes, mais ſous la condition de ne vous en ſervir qu'avec bonne & entiere connoiſſance. Il ſeroit préférable de laiſſer ſubſiſter un inconvénient dont vous n'êtes point reſponſables, plutôt que de riſquer des remédes dont l'effet pourroit devenir funeſte.

L'Epidémie de Tuffé, celle de Lucé & des paroiſſes ſucceſſivement attaquées, étant de même caractère je réunirai, dans un ſeul récit les ſymptômes de la maladie : je peindrai la misère & le déſeſpoir qui en ont été les compagnes & les ſuites : j'indiquerai les moyens curatifs que je crois convenables & que le ſuccès confirme ſuivant les différentes circonſtances: je ferai connoître ma façon de penſer ſur les Cauſes qui ont produit

& qui propagent un mal auſſi diſgracieux que douloureux : d'après ces Cauſes, j'établirai les moyens préſervatifs.

Caractère, Symptômes & Accidens de la Maladie.

Les principaux ſymptômes de cette Maladie dyſſenterique, ſont des douleurs cruelles dans le bas-ventre, qui ne peuvent ſe comparer qu'à celles occaſionnées par un violent poiſon. Les ſignes d'inflammation ne ſe manifeſtent pas dès le commencement; le pouls, loin d'être vif & dur, eſt ralenti, embarraſſé, intermittent. La fiévre ne ſe déclare que le trois ou le quatriéme jour; le ventre n'eſt point tendu, il eſt plutôt déprimé dans l'endroit douloureux. Les malades comparent leur douleur à la ſenſation que feroit éprouver une ſangle qu'on ſerreroit fortement autour de leur corps; Le mal en ſurprend quelques-uns ſans s'être annoncé, mais chez le plus grand nombre il eſt précédé par le dégoût, par des nauzées, par des vomiſſemens, de plus ou moins longue durée; par un poids qui commence à la région de l'eſtomac, qui ſe communique au nombril; par des borborigmes (*a*) par quelques déjections de matières ſéreuſes en petite quantité. Bientôt le poids & la

(*a*) Bruit excité dans le ventre par des vents.

douleur deſcendent tout-à-fait au bas du ventre ! c'eſt cette région qui devient juſqu'à la fin de la maladie le principal ſiége de douleurs inouies. Ces douleurs augmentent par accès autant de fois que les malades veulent ſatisfaire aux beſoins répétés des gardes-robes : ils reſſentent ſur le rectum, un poids ſemblable à celui qui ſeroit occaſionné par un amas de groſſes matieres. L'eſpèce de ſangle qui les ſerre rend leurs beſoins plus preſſans ; & quelques efforts qu'ils faſſent, ils ne rendent que très-peu de mucoſités ſanguinolentes. Quelques-uns ſans avoir plus de fiévre, rendent dès le commencement le ſang pur en plus ou moins grande abondance. Toutes les parties contenues dans l'hipogaſtre ſont en ſouffrance. (b) L'irritation ſe communique du rectum à la veſſie. Quelques-uns ont évacué plus de ſang avec les urines que par le fondement. (c) La difficulté, la ſuppreſſion même des urines ainſi que la ſortie du rectum, ſont une ſuite de cette irritation ; la matrice chez les femmes ne participe pas moins à l'état d'éréthiſme &

[b] L'hipogaſtre eſt la région la plus baſſe du ventre, les principales parties contenues dans cette région, ſont l'inteſtin rectum, la veſſie, & la matrice.

[c] Ce ſymptôme eſt plus commun dans les paroiſſes nouvellement attaquées, qu'il ne l'étoit dans les premieres ; il n'ajoute rien au danger.

de douleur, ce qui occasionne des avant-couches fréquentes.

Les malades rendent beaucoup de vers dans le cours de la maladie. Quand la fiévre putride se joint à la dyssenterie, il se manifeste à la peau différentes éruptions; nous en ferons mention à l'Article du Prognostic.

Diagnostic.

(*d*) D'après la connoissance des symptômes ci-dessus, le Diagnostic de la maladie est facile à établir.

Prognostic.

Quant au Prognostic, il est plus ou moins dangereux, à proportion de l'empressement avec lequel on a recours aux remèdes! plus on les néglige, plus le mal devient difficile à traiter & à vaincre par les différentes complications dont il devient susceptible.

Pendant que l'humeur hétérogène n'est que dans les premieres voies, il est très-facile de l'expulser, sur-tout auparavant que la fiévre & les symptômes inflammatoires se manifestent. On est sûr dans ces premiers momens de faire avorter la maladie & de s'opposer à ses cruels pro-

[*d*] Le DIAGNOSTIC est la connoissance que l'on peut avoir par les symptômes, de l'état & de la nature d'une maladie. On peut regarder les symptômes ou les signes, comme des prémices dont le DIAGNOSTIC est la conséquence.

grès : si on laisse séjourner ce poison, il s'en introduit plus ou moins des premieres voies dans les secondes : c'est un levain putride & gangreneux qui fait dégénérer toute la masse des humeurs, &, qui dans ce second temps donne à combattre *une fiévre putride*, d'autant plus maligne & plus cruelle, que les humeurs dégénérées participent à la nature corrosive du levain. Les malades éprouvent alors des démangeaisons considérables à la peau sans aucune éruption ! d'autres fois ces démangeaisons sont accompagnées & suivies d'éruptions différentes. J'ai vu en quelques-uns des taches larges comme un denier avec élévation à la peau ! en d'autres, des éruptions urticaires ! ces éruptions paroissent & disparoissent plusieurs fois dans le cours du mal. Dans le canton de Lucé, les taches pourprées sans élévation à la peau, sont plus communes que dans les autres endroits. J'ai remarqué que les éruptions avec élévation, tendent au soulagement, & que celles sans élévation sont plus dangereuses. Ces éruptions sont d'autant plus fâcheuses qu'elles approchent plus de la couleur noire ! chez quelques-uns le corps est sphacellé (*e*) avant que la vie soit éteinte.

[*e*] Sphacellé, c'est-à-dire dans le dernier dégré de gangrene & de corruption.

Le hoquet eſt un ſigne de mauvais augure, ſouvent funeſte quand il eſt accompagné du froid du nez & des extrémités.

Les malades périſſent ſans que la tête ait paru affectée ; un léger délire précéde la mort de quelques-uns. C'eſt toujours vers les parties contenues dans l'hipogaſtre que le mal porte ſon effort.

J'en ai vu beaucoup avoir l'anus & les parties environnantes dans un état de ſphacelle ; l'épiderme s'enlevoit en y appuyant les doigts.

J'ai remarqué dans la paroiſſe de Thorigné un ſymptôme particulier ; une très-grande difficulté dans la déglutition, la force de la vie qui manque, rend le goſier paralyſé & non gangrené. A Evaillé, pluſieurs ont éprouvé des douleurs très-vives à la gorge ; ces ſymptômes ont été de mauvais augure.

Par l'effet des moyens dont nous ferons mention à l'Article de la Méthode curative, les déjections changent de nature ; elles n'étoient d'abord que muqueuſes ou ſéreuſes en très-petite quantité, elles deviennent plus abondantes ! Elles ſont ſemblables à un jus d'herbe, ou comme des herbes hachées : c'eſt un ſigne favorable quand elles commencent à devenir jaunes & à acquérir de la conſiſtance.

Historique de l'Épidémie.

Quelque redoutable, quelque meurtrier que soit par-tout ce fleau, il a fait des ravages beaucoup plus terribles dans les paroisses qui ont été les premieres attaquées ! Elles ne se sont plaintes, elles n'ont demandé du secours qu'après que le cruel vautour a déchiré bien des entrailles. Les Gens de la campagne & les Artisans qui en ont été les premieres victimes, n'ont pris aucunes précautions, ni curatives, ni préservatives. (*f*)

Lors de mes premieres visites, j'ai trouvé la plûpart des malades sur la paille, plusieurs aux injures de l'air ; ceux qui avoient des lits se réunissoient deux ou trois dans le même. Ces malheureux, je ne dis pas les pauvres seulement, mais ceux qui étoient dans l'aisance, n'avoient pour les secourir que ceux d'entr'eux qui

[*f*] Les Paroisses qui ont été les premieres attaquées de l'Epidémie, sont celles de Tuffé, S. Hilaire-le-Lierru, Beillé, la ville & paroisse du Grand-Lucé, les paroisses de Pruillé-l'Éguillier, de S. Vincent-du-Lorroir, de Parigné-l'Evêque, de Vilennes-sous-Lucé, de Montreuil-le-Henry, de Challes.

Les endroits attaqués depuis cette premiere invasion, sont les paroisses du Pont-de-Gênes, de S. Mars-la-Briere, de Nogent-le-Bernard, de S. Pierre-du-Lorroir, de Connerré, de Duneau, de Thorigné, de S. Michel-de-Chavaigne, de S. Marceau, près Beaumont ; la ville & paroisse de Bonnétable, la ville & paroisse de Bouloire, S. Mars-de Locquenay, Volnay, Neuilly, le Breil, S. Corneille, Torcé, Prével, Coignée, Tresson, Évaillé, Jupille, Mayet, Changé, Yvré-l'Evêque, Courcemont ; celles de Verneil-le-Chétif, de Lavernas près le Château-du-Loir.

qui étoient les moins malades & qui pouvoient à peine se soutenir ! Hors d'état de se nettoyer eux-mêmes, ils étoient contraints de rester dans la fange. J'en ai vu plusieurs dont les cuisses corrodées par la malpropreté, fourmilloient de vers ! l'air corrompu qu'ils respiroient, ajoutoit beaucoup au danger de la maladie, & devenoit une source d'infection pour ceux qui les approchoient. La contagion se propageoit sensiblement, la crainte du mal éloignoit les voisins, les parens ! l'argent ne tentoit pas ceux qui en avoient le plus besoin : j'ai offert dix fois plus que je n'aurois donné en toute autre circonstance pour secourir & pour nettoyer certaines maisons ; ni mes invitations, ni mon offre n'ont tenté personne ! des meres ont été contraintes d'ensevelir leurs enfans & des enfans leur pere & mere. On a été obligé de porter les morts dans des charrettes, ne trouvant personne, qui, à prix d'argent, ait voulu les transporter au cimetiere. Dans plusieurs endroits on a ouvert les étables, les écuries aux bestiaux, on les abandonnoit pour aller chercher leur nourriture & pour revenir à leur gré ! Manquant de monde pour cet objet essentiel, on en a manqué également pour les récoltes de la saison : celle des chanvres & les apprêts qui leur sont nécessaires, n'ont pu s'exécuter ; ce qui augmente le préjudice que cette Epidémie occasionne. La même difficulté se trouve pour préparer la terre & pour l'ensemencer.

Situation des Lieux, indifférente.

La situation topographique n'influe sur la maladie ni en bien ni en mal, c'est ce que vont démontrer les exemples suivans.

La ferme de Vaurousseau, est isolée au milieu des Landes; à cinq-quarts de lieue à peu-près de Parigné sa paroisse, à égale distance de la ville de Lucé. Lors de ma premiere visite à cette Ferme, j'y ai trouvé Gaudry, Fermier, à l'agonie, trois enfans morts ou mourans, tous sans avoir reçu de secours quelconque; la femme & plusieurs autres étoient moins avancés dans la maladie, par conséquent moins dangereusement malades.

La Ferme du Chêne-sec, paroisse de Pruillé-l'Eguillier à un quart de lieue du Bourg, est dans la situation la plus belle & que l'on choisiroit comme la plus saine! Rien ne la domine, elle a presque tout l'orison à découvert, elle est de niveau du côté du couchant: cette maison habitée par le nommé Vérité, a été une des premieres & des plus cruellement attaquée, la mere, deux grands garçons, une grande fille y étoient morts, lors de mon arrivée; un troisiéme garçon étoit mort, en ſervice dans le voiſinage ; le pere, une autre fille, un garçon domeſtique, y étoient dangereuſement malades. (g) Le ſeul fils aîné a réſiſté juſqu'à préſent, lui ſeul les a tous gouvernés.

La Ferme de Beau-ſoleil, celle de Maiſon-neuve, même paroiſſe, qui ſe trouvent en auſſi belle & auſſi haute expoſition, ont été attaquées de l'Epidémie ! Des Maiſons iſolées dans la très-grande Forêt de Berſay, n'en ont point été à l'abri, non plus que la Vallée des Pierres, paroiſſe de S. Pierre-du-Loroir : ſa ſituation ſinguliere, mérite qu'on en faſſe la deſcription. C'eſt un petit eſpace vuide dans la forêt ; dans cet eſpace ſe trouvent une douzaine de maiſons ou environ ! Cette Vallée qui forme le fer à cheval, eſt ſurmontée de tous côtés par des montagnes fort eſcarpées ; des chênes très-hauts en augmentent encore l'élévation ! ce fer à cheval a ſon ouverture du côté du Nord, ce ſeul vent peut y avoir accès; il n'a point empêché l'Epidémie d'y exercer ſa fureur. Le Bourg de Vilennes & pluſieurs autres endroits bas, ſubiſſent le même ſort ; au bas de la montagne qui tend de Lucé à S. Vincent ; Lambert &

[g] Nous avons eu le bonheur d'empêcher ceux-ci de ſubir le même ſort, mais ayant été ſecourus tard, le pere eſt actuellement œdematié des jambes ; nous craignons pour lui un état de langueur.

ſa femme ont ſuccombés, trois grands enfans ont été fort malades. Ces exemples auſſi fréquens à mi-côte, que dans les endroits les plus humides & dans ceux qui ſont les plus ſecs, prouvent qu'aucune ſituation ne met à l'abri du cruel fléau qui tient tout le monde en allarmes.

Quelle odeur affreuſe ! Quelle athmoſphère empoiſonnée, abreuvent continellement notre odorat & nos poumons! quoique ceux qui adminiſtrent les ſecours ſpirituels, ayent un diſtrict moins étendu, quoiqu'ils viſitent moins que nous les maiſons des malades, beaucoup d'entr'eux ont déja été & ſont encore pris de la maladie, ainſi que pluſieurs des Chirurgiens. (*h*)

Si j'ai déchiré votre cœur, ames ſenſibles, par le recit hiſtorique & vrai des ravages qu'a produit l'Epidémie, ſans que la ſalubrité des Lieux ait pu garantir de ſon invaſion, faites attention que cette maladie funeſte ne s'eſt communiquée avec une rapidité auſſi effrayante, que par le défaut de ſecours! Le mal abandonné à toute ſa malignité & à l'ignorance du Public, ſe communiquoit de

[*h*] La liſte des Curés & des Vicaires qui ont été atteints de la maladie, eſt trop longue pour en faire l'énumération, preſque tous les Sacriſtes l'ont eſſuyée, beaucoup en ſont morts! peu de Chirurgiens ont été épargnés. MM. Pleuvry & Repin, Chirurgiens à Lucé, ont éprouvé chacun une rechute,

proche en proche, il parcouroit tous ses temps sans être arrêté ! l'air infecté de plus en plus, augmentoit la contagion & a produit les terribles effets dont je vous ai présenté le tableau ; Si la négligence en a produit les traits, que le zèle, que l'activité, que la crainte même contribuent à les effacer. La pauvreté ne peut plus être un prétexte pour négliger les secours nécessaires. Le Roi tend une main bienfainte à tous ses Sujets ; Monsieur l'Intendant en secondant les vuës de Sa Majesté, a commis dans les endroits affligés des Personnes de confiance pour veiller à ce que les pauvres ne manquent ni des alimens, ni des médicamens convenables à leur état. Plusieurs Seigneurs ont signalé leur zèle & leur charité, chacun dans leur Paroisse. Il ne suffit pas de présenter au Peuple des secours gratuits il faut avoir le don de le persuader sur l'obligation où il est d'en faire usage. C'est un devoir pour les Prêtres, pour les Seigneurs, pour les Propriétaires d'employer leur crédit & tout le pouvoir qne la confiance leur donne, pour faire sentir la nécessité de recourir aux remèdes, dès les premiers momens du mal.

Indication d'après les Symptomes.

Des humeurs corrosives introduites

dans l'estomac & dans les intestins (i) occasionnent par leur présence, la douleur, l'excoriation & autres ravages ; enlevez au plutôt la cause irritante, & vous aurez la satisfaction d'en voir cesser les effets. La premiere & la plus pressante indication, est donc d'évacuer ces humeurs ; la seconde indication consiste à les corriger, à les inciser, à les délayer ; la troisieme exige que l'on calme, que l'on adoucisse les accidens qui se présentent : on remplira la quatriéme en reparant le dommage que la présence de l'humeur a pu produire tant dans les premieres que dans les secondes voies.

Pour peu que la langue soit chargée, qu'il y ait du dégoût, des nauzées ; pour peu qu'il y ait des signes quelconques de saburre dans les premieres voies, il faut débuter par un vomitif. L'expérience confirme constamment les bons effets d'un remède de ce genre au commencement des maladies contagieuses ; on en retire double avantage ; celui de faire sortir le ferment morbifique & celui d'expulser les matieres corrompues, qui le nourissent & qui l'entretiennent.

[i] Nous n'examinons point pour le moment, d'où, ni comment ces humeurs corrosives se sont introduites dans l'estomac & dans les intestins ; cette discussion est réservée pour l'Article des causes de la maladie.

Trois prises d'Ipecacuana de six ou de huit grains, doivent se succeder d'heure en heure, aidées d'un ample lavage; si la premiere ou la seconde dose paroissent opérer, on différe avant que de passer outre; si l'on juge l'évacuation suffisante, eu égard aux forces & au tempérament du malade, on n'en donne pas davantage ponr le moment, sauf à répéter si l'indication le requiert. Quand les sujets sont forts, il faut aiguiser chaque prise d'Ipecacuana (*k*) en y mêlant un quart de grain, un demi grain ou un grain entier de Tartre stibié: nous donnons rarement l'Ipecacuana sans être aiguisé plus ou moins.

Nous trouvons beaucoup d'entêtés qui ne veulent prendre ni l'Ipecacuana, ni autres Remèdes: pourvû qu'ils ayent auprès d'eux quelqu'un intelligent, nous parvenons à les soulager par le moyen du Tartre stibié, qu'on leur passe en grand lavage, sans qu'ils s'en apperçoivent! nous en faisons dissoudre quatre grains dans douze cuillerées d'eau bouillante; chaque cuillerée comprend par conséquent

[*k*] J'ai observé bien des fois que l'Ipecacuana, à dose outrée, n'occasionne point les accidens d'une trop forte évacuation; l'estomac ne peut le supporter, il s'en débarasse aussi-ôt par le vomissement: il ne fait pas de mal, mais aussi ne produit-il pas le même avantage qu'on en retire, quand on le donne à petites doses, plusieurs fois répétées: dans ce dernier cas l'estomac le supporte assez pour lui laisser le temps d'agir & comme incisif & comme évacuant.

un tiers de grain que l'on mêle, tantôt dans la tisane, tantôt dans le bouillon; on cesse ou l'on continue d'en donner suivant l'effet. Nous avons sauvé grand nombre de Personnes par ce seul Remede.

PURGATIF. Le lendemain du vomitif, il faut donner un minoratif: la mâne ou le catholicum conviennent à la dose d'une à deux onces, la mâne fondue assez souvent dans une décoction de rhubarbe & de tamarin, ou le catholicum délayé dans suffisante quantité de la même décoction. Je donne rarement la mâne & le catholicum ensemble; ils forment un breuvage trop épais qui répugne au goût & que l'estomac ne peut supporter: nous changeons & nous diversifions les Remedes suivant les accidens. C'est ce que nous observerons à l'occasion.

Parmi les artisans & parmi les pauvres, le plus grand nombre ne peut s'accommoder des potions purgatives; nous les purgeons alors avec des médecines, soit en bol, soit en poudre. La poudre purgative universelle, par exemple, nous a constamment réussi, (*l*) à dose proportionnée

[*l*] Comme nous sommes obligés pour le bien de la chose de faire prendre les Remèdes en notre présence, nous nous munissons, en partant pour nos tournées, de tous les paquets de drogues nécessaires, dosés & étiquetés. Cette précaution est essentielle dans une Epidémie; ne fût-ce que pour épargner la peine d'envoyer chercher des Remèdes

au tempérament, on délaye cette poudre dans du bouillon de choux, dans du bouillon aux herbes, ou autre véhicule: ou bien on en forme un bol avec le miel, avec le beurre ou avec quelque sirop. Dans ce cas on fait prendre immédiatement par dessus un goblet de tisane, ou de tel autre liquide chaud. Il est presque toujours nécessaire de répéter les minoratifs deux jours de suite, ou à un jour d'intervalle. Plus ils sont rapprochés, plus prompte est la guérison! Après deux médecines, les malades font beaucoup de difficulté pour en reprendre. Quand nous ne pouvons vaincre leur obstination, nous leur administrons la poudre dite *Spécifique*, à la dose de six ou de huit grains: à moindre dose pour les personnes délicates, à la dose d'un, de deux ou de trois grains pour les enfans. Je l'ai répétée avec succès deux fois dans le même jour à trois heures d'intervalle. Je l'ai vue bien des fois purger autant que nos autres médecines. Son petit volume l'a rend bien plus facile à prendre, soit en poudre soit en bol, ainsi que nous venons de l'indiquer pour la poudre universelle. On peut encore donner pour purgation une infusion de senné dans la

à des gens qui manquent souvent de monde pour les choses les plus indispensables.

décoction de *pruneaux*. La casse & les follicules de senné peuvent également trouver place.

Il faut avoir l'attention de donner le soir une prise de thériaque ou de diascordium, sur-tout lorsque les malades ont pris quelques *Remédes évacuans* dans le jour.

Objections contre l'usage des évacuans, réfutées d'après l'observation des faits.

Les gens du Peuple, les paysans surtout, ne peuvent ajouter foi aux remèdes évacuans dans la maladie en question; ils pensent & nous disent *qu'ils n'évacuent déja que trop, qu'ils n'ont déja que trop d'envie de vomir*! La crainte qu'on ne leur propose des remèdes, les engage à cacher leur mal dans le commencement, & même jusqu'à ce qu'ils soient totalement abattus.

Il est un fait qu'il est essentiel de leur faire observer pour anéantir leur objection! C'est que les tranchées & les épreintes diminuent sensiblement pendant l'effet des purgatifs; que le sang fait place à d'autres évacuations, dont on retire du soulagement! L'opération du purgatif cesse-t-elle, les épreintes, les douleurs & l'évacuation sanguine, recommencent jusqu'à ce que l'effet d'une seconde ou d'une troisiéme médecine les fasse totalement disparoître! Les fâcheux & douloureux ſymptômes, ne réſiſtent pas a l'effet d'un quatrieme purgatif, pourvû qu'ils ne ſoient pas donnés à troplong intervalle.

On doit conclure après ces effets conſtatés par l'expérience journaliere, que l'humeur contenue dans l'eſtomac & dans les inteſtins, eſt réellement corroſive, qu'elle eſt plus âcre que les purgatifs ; & ce n'eſt qu'en accélérant ſa ſortie, que l'on peut eſpérer une guériſon ſolide. (*m*)

La plûpart nous alléguent encore *qu'ils ſont trop foibles pour être purgés* ; n'eſt-il pas évident qu'il leur faut bien plus de force pour ſupporter les tourmens que ce cruel poiſon leur fait éprouver en pure perte, que pour ſoutenir l'effet d'un purgatif pendant l'action duquel ils ſont certainement ſoulagés !

Quelques-uns croient s'être échapés de la maladie ſans avoir fait de remèdes, ou après en avoir fait de contraires. Ces exemples frappent le peuple, ils ſont plus faciles à ſuivre que nos Ordonnances, auſſi ont-ils occaſionné la mort à un grand nombre qui ont voulu s'en autoriſer. J'ai vu la plûpart de ces prétendus guéris, être bientôt repris plus cruellement

[*m*] J'ai fait cette même obſervation dans le Mémoire que je fis imprimer en 1767, par ordre du Gouvernement, au ſujet des maladies dyſſenteriques qui affligeoient la Ville de Mamers & environs.

que la premiere fois, & augmenter le nombre des victimes. D'autres qui ont imprudemment retenu ce poison & qui l'ont fait passer des premieres voies dans les secondes, tombent dans des maladies de langueur qui leur font pleurer longuement les effets de leur ignorance & de leur incrédulité. L'humeur retenue, fait dépôt sur les articulations, & rend tels ou tels membres perclus ; quelques-uns sont devenus aveugles, d'autres imbéciles; les abcès, soit à l'intérieur soit à l'extérieur, les obstructions, les différentes espèces d'hydropisie ; ces terribles accidens que je n'exagére point, sont les suites presque inséparables de la maladie négligée, ou d'un traitement mal entendu. De si tristes exemples recueillis & présentés aux incrédules par les personnes qui nous sécondent, par celles, qui, par leur rang, ou par la place qu'ils occupent, doivent avoir quelqu'empire sur les esprits, sont plus persuasifs que tout ce que nous pouvons alléguer.

Abus des Recettes.

Parmi les abus qui se commettent dans le traitement de cette Epidémie, il en est un bien commun, qui, quoique dicté par la charité & par l'envie de procurer du ſoulagement, n'en eſt pas moins pernicieux. Cet abus eſt l'empreſſement avec lequel on publie & l'on fait pratiquer différentes Recettes contre la dyſſenterie. Quelques-unes de ces Recettes peuvent convenir dans certain tems de la maladie, qui ſont très-dangereuſes dans un autre. L'Epidemie qui fait des ravages dans cette Province, ne doit être combattuë qu'avec bonne connoiſſance de cauſe, & par une méthode curative bien entendue. Les perſonnes animées par la charité & par l'amour du bien public, ne peuvent donc conſeiller ni adminiſtrer aucunes recettes ſans avoir conſulté des Gens de l'Art: autrement ils courent les riſques de devenir homicides, puiſque la perte d'un tems précieux eſt le moindre mal que puiſſent opérer des remèdes adminiſtrés ſans connoiſſance & très-ſouvent à contre-tems. Ce Mémoire pourra favoriſer leur zèle en les mettant dans le cas de traiter les malades avec fruit.

Seconde indication.

Le jour qu'on ne purge pas, il faut travailler à remplir la ſeconde indication, celle d'inciſer, de corriger, de délayer l'humeur qui eſt ordinairement épaiſſe & viſqueuſe, afin de la rendre plus facile à céder à l'effet du purgatif que l'on est obligé de répéter. On remplira cette indication en donnant l'Ipécacuana à la dose de deux grains, seul, ou mêlé avec quatre grains de poudre incisive, tonique & fondante. On peut incorporer ces poudres avec douze ou quinze grains de thériaque, de discordium, ou avec un peu de sirop de chicorée. On peut les délayer dans suffisante quantité de bouillon ou de tisane; on répéte ce petit remède de trois en trois heures.

TISANES. Les tisanes doivent être faites pendant les douleurs avec la décoction de ris, de graine de lin, de racine de grande consoude; les feuilles de cinoglose, de laitue, de chicorée; la racine de guimauve, la gomme arabique ou autres de pareil effet; il faut avoir l'attention de les faire très-legères. Les bouillons de veau & de poulet, peuvent être donnés en concurrence avec la tisane; ainsi que le petit lait édulcoré avec le sirop violar, pour ceux qui en ont le moyen.

Lorsque le levain putride a commencé à passer dans les humeurs & à les infecter, il faut dans ce second tems de la maladie employer des tisanes qui joignent la vertu antiputride à la qualité adoucissante. On peut ajouter aux décoctions ci-dessus, le quinquina, le contra-hierva, à la dose d'un gros par pinte, ou bien une pincée de scordium. L'oximel convient & forme une boisson assez agréable même pour les enfans. Les acides doivent être prodigués dans le second tems de la maladie, à moins qu'il n'y ait contre indication. On doit ajouter le sirop de vinaigre, le sirop de groseille, à l'une ou à l'autre espèce des tisanes indiquées. Au défaut des sirops, on employe la tisane avec les fruits de berberis, avec les citrons, avec la racine & la feuille d'oseille : l'acide nitreux, l'acide vitriolique dulcifiés, peuvent aussi être placés dans l'espèce de boisson qui paroîtra être la plus analogue au goût des malades ; nous en proposons de plusieurs espèces qui peuvent encore être substituées par grand nombre d'autres ; mais aucune substitution ne doit être faite sans l'avis de Gens de l'Art, qu'il est également nécessaire de consulter sur le choix des tisanes, quand ils sont à proximité.

LAVEMENS. Parmi les délayans, on doit à juste titre placer les lavemens : ils sont convenables pour satisfaire à la seconde, quelquefois même à la troisiéme indication; mais plusieurs raisons nous forcent de renoncer à ce moyen salutaire.

1°. La prévention & l'opposition des gens du peuple contre ce rémede ; ils aiment mieux souffrir & mourir, que de se prêter à recevoir un lavement.

2°. La difficulté de trouver des feringues pour un fi grand nombre de malades auffi éloignés qu'ils le font les uns des autres.

3°. La difficulté plus grande encore de trouver des gens pour adminiftrer ce remede, puifque nous avons bien de la peine à en trouver pour porter des bouillons.

Quand on parvient à furmonter ces obftacles, il faut compofer les lavemens à peu près comme les premieres tifanes indiquées : on peut ajouter une tête de pavot écrafée à la décoction émolliente quelconque ; on peut mettre dans la colature, environ deux onces d'huile d'olive, ou d'huile de noix tirée à froid ; y délayer un ou deux jaunes d'œufs. On peut encore employer en lavemens la décoction des pieds ou de la tête de mouton, celle des inteftins & du mefentere du mouton ou du veau, communément nommé *bouillon de tripes.* (*n*)

La décoction des feuilles & graines de morelle, celle des fleurs de fureau, peuvent être fubftituées à celle dont nous avons fait mention.

Les lavemens avec le lait & la chandelle font fort en vogue parmi le peuple, mais

(*n*) Il faut que les décoctions des fubftances animales foient employées récentes ; car pour peu qu'elles tendent à la putréfaction, elles deviennent acres, irritantes & capables par conféquent de produire un effet oppofé au but pour lequel on les employe.

ils font fusceptibles de deux inconvéniens.

1°. Plusieurs rendent le lait aigri, caillé : le peu de ce lait aigri qui reste dans les inteftins, augmente les douleurs.

2°. Le fuif fe coagule dans la feringue, il forme un obftacle pour l'introduction du lavement, en bouchant l'orifice du canon. (o)

Troifiéme indication.

La troifiéme & la quatriéme indication font chacune un compofé de différentes branches qu'il eft néceffaire d'examiner fucceffivement, afin d'en tirer des indications particulieres, eu égard aux divers accidens, aux tempéramens & à certaines circonftances critiques dans lefquelles les fujets affectés peuvent fe trouver.

DOULEURS VIVES. La préfence de l'humeur corrofive fur les inteftins, déchire leurs membranes, ronge leurs vaiffeaux, irrite les nerfs au point d'exciter des douleurs qui font portées quelquefois jufqu'aux convulfions. La faignée du bras eft indiquée à bien des égards, mais elle exige de la prudence, de l'examen & des connoiffances : comme cette inflammation n'eft point effentiellement la maladie, qu'elle n'eft que

(o) Il faut avoir l'attention de ne fervir les lavemens qu'à moitié, au quart même de la feringue : dans toute efpèce de maladie où les inteftins font irrités ou enflammés, il eft rare que l'on puiffe fupporter un lavement entier.

l'effet ou le ſimptôme de la préſence de l'humeur cauſtique, je crois qu'il eſt plus ſûr pour ceux dont la pratique n'eſt pas étayée par le tact, par le coup d'œil & par l'expérience, de s'en tenir au conſeil que nous avons donné pour la premiere indication : travaillez à enlever la cauſe irritante, plutôt que de riſquer des ſaignées, qui faites à contretemps, augmenteroient cette cauſe de douleurs.

Quand les ſouffrances recommencent après l'effet d'un purgatif, il eſt bon d'employer les calmans, même les narcotiques. L'uſage de ces rémedes demande autant de circonſpection que de prudence, ſur-tout de la part de ceux qui ſont étrangers dans l'art de guérir. On ne doit les donner qu'à petite doſe; ils ne ſont qu'aſſoupir le mal, ils n'en détruiſent pas la cauſe: Pour les rendre plus efficaces, il faut avoir ſoin de les aſſocier avec les Amers-Stomachiques & avec les *Antiſeptiques*. (p)

Nous donnons avec ſuccès la potion ſuivante en trois doſes : Six onces de décoction de Menthe & de Camomille, ſix gros de Sirop de pavot blanc : chaque doſe à trois heures d'intervalle; quand les douleurs s'appaiſent on s'en tient à la premiere ou à la ſeconde doſe.

[p] Les rémedes *Antiſeptiques* ſont ceux qu'on employe contre la gangrene, & dans les maladies qui en ſont ſuſceptibles.

On peut faire un look avec le Sirop diacode, le suc d'Oseille ou de Citron, l'huile d'Amendes douces ou d'olive, à la dose d'une once chaque; le tout lié par l'entremise d'un jaune d'œuf.

Les malades trempent dans ce look un bâton de racine de Reglisse divisé en plusieurs parties; ils succent ce petit bâton, ou bien on leur donne de temps en temps une cuillerée du rémede.

J'ai vû de bons effets des pillules de Cinoglose à la dose de trois ou quatre grains.

On peut encore faire usage d'un rémede indiqué par la Société Royale de Médecine; c'est un bol composé avec un demi-grain d'Opium, six grains de Quinquina, & suffisante quantité de Sirop de berberis ou de celui de vinaigre.

La poudre de Corail anodine, à la dose de dix à douze grains pour les adultes; remplit aussi la même indication.

L'on pourra choisir parmi tous ces rémedes, qui tous tendent au même but, celui qui s'accordera avec le goût ou avec préjugé des malades.

Si l'on manque de Sirop Diacode, on peut y suppléer par la décoction de tête de Pavot blanc.

Nou n'avons rien à changer aux tisanes que nous avons prescrites.

On employe l'huile par la bouche pour

calmer les douleurs, mais il faut être attentif sur le choix : la bonne huile d'olive, même la bonne huile de noix tirée à froid récemment, doivent être préférées à l'huile d'amandes douces qui seroit vieille ou suspecte. Les huiles perdent leurs qualités douces en vieillissant, elles en acquérent d'irritantes ainsi que le font les substances animales.

Les lavemens tels que nous les avons indiqués, conviennent fort dans ce cas de douleurs violentes.

DIFFICULTÉS D'URINER. La vessie se ressent presque toujours de l'irritation du canal intestinal, sur-tout quand le rectum est le siége du mal, comme il l'est presque toujours : il ne faut point négliger en ce cas l'application des topiques ; j'ai vû de bons effets des suivans ; la berle ou baisle, le cresson macéré sur le feu, avec un peu de sain doux, doivent être appliquées fort chaudes sur la region de la vessie : un morceau d'étoffe de laine trempé dans une décoction émolliente, telle que celle de graine de lin, de feuilles de Molaine, de Cinoglose, de Jusquiame, même des têtes de Pavot : on exprime ce morceau d'étoffe pour le dégorger & le dessécher en partie, & on l'applique bien chaud entre les cuisses & sur toute la region du bas-ventre. On peut aussi mettre en usage les fomentations avec les huiles de lin, de camomille ou autres de pareil effet. Ces applications & embrocations doivent être faites sur toutes parties qui deviennent le siége de la douleur.

Dans le cas de suppression d'urines, j'ai vû d'assez bons effets de la tisane faite avec les fruits de rosier sauvage, dits gratte-culs.

On employe avec succès les infusions ou les sucs dépurés d'Argentine, de Cerfeuil, de parietaire; le sel de nitre, l'esprit de nitre ou celui de Vitriol dulcifiés, qui conviennent dans tous les temps de la maladie, doivent être recommandés particuliérement dans cette occurrence.

Tenesme, Epreintes.

Le tenesme, les épreintes sont un effet & une suite de l'irritation du rectum: pour les appaiser & pour en prévenir les suites, il est bon d'introduire dans l'anus de l'onguent populeum; les malades peuvent le faire eux-mêmes, au moyen de leur doigt graissé de cet onguent.

Une attention nécessaire en cette circonstance, est de ne présenter le bassin qu'après l'avoir rempli à moitié ou environ, avec une décoction émolliente & calmante bien chaude, (nous avons indiqué ces décoctions dans l'article précédent) la vapeur de ces plantes bouillies dans de l'eau, ou mieux encore dans le lait, calme le tenesme, les épreintes, & favorise la sortie des matieres irritantes ; un autre effet salutaire de ces bains de vapeur, est de mêler dans la décoction la matiere des déjections, d'en affoiblir par conséquent la mauvaise odeur qui devient moins capable d'infecter l'air & de propager le mal.

Sortie du Rectum.

Le tenesme, les épreintes occasionnent un autre accident, la sortie du rectum ; quand il n'y a pas menace de gangrene on peut appliquer des compresses imbues d'eau vegeto-minérale ; des feuilles de Morelle pilées avec la graine ; on contient ces applications par le moyen d'une ceinture que l'on place autour du corps ; on y joint une bande, qui passant entre les cuisses, s'attache en devant pour avoir la facilité de la détacher au besoin ; il faut que ce bandage ne fasse que contenir, & qu'il ne comprime pas.

On peut encore bassiner le rectum avec l'huile camphrée, avec une décoction de Quinquina & de feuilles de Scordium, surtout lorsqu'il y a menace de gangrene.

La Société Royale de Médecine dans ses réflexions sur l'épidemie regnante, conseille les lotions avec la décoction de roses rouges ou d'écorce d'orme, dans laquelle on fait infuser quelques feuilles de Scordium. Quelques-uns ont fait rentrer & ont contenu le rectum à la faveur d'un suppositoire de graisse de bouc.

Excoriation du rectum.

Danger de suppuration.

L'humeur corrosive qui se trouve dans les intestins, les excorie souvent, quelquefois la membrane veloutée s'enleve tout-à-fait. On doit dans cette circonstance employer des lavemens déterfifs, ou du moins des injections de ce genre, que l'on composera avec la décoction des feuilles de Salicaire, de Bugle, de Sanicle, de Verge d'or, d'Aigremoine ou d'Hipericum; les fleurs de Roses rouges, le Miel rosat, le jaune d'œuf & la Térébenthine; cette derniere substance ainsi que le miel ne doivent être employés d'abord qu'à très-petites doses, un gros ou deux de l'un ou de l'autre : on en augmente la dose quand ils n'occasionnent pas d'irritation.

Une légere infusion des plantes ci-dessus, édulcorée avec le miel, est la boisson la plus convenable pour la circonstance.

Il est possible de prévenir une partie des accidens qui concernent le rectum, par le soin, par l'attention de se laver si-tôt après chaque

chaque évacuation avec une éponge, ou avec un linge imbu d'eau fraîche acidulée d'un peu de vinaigre.

Vers.

Un ſymptôme qui eſt très-fréquent, pour ne pas dire général, eſt une quantité plus ou moins abondante de vers que les malades rendent ſoit par haut, ſoit par bas; les vomitifs & les purgatifs en font très-ſouvent ſortir. Quand les malades ſont dociles, nous leur donnons ces remedes dans une décoction de coraline & de Semen-contrà.

La Coraline de Corſe donnée depuis 24, 36 juſqu'à 48 grains, même au double, ſoit en bol, ſoit délayée dans tel véhicule que nous pouvons la faire paſſer, opére des prodiges. Nous répétons la même doſe deux ou trois jours conſécutifs, ou en plaçant un purgatif dans l'intervalle: nous avons vû rendre plus de trente vers à la même perſonne dans une matinée; ce vermifuge eſt le plus ſûr de tous ceux que nous avons employés.

Gangrene.

Quand le mal eſt avancé, & qu'il menace d'une fâcheuſe terminaiſon, les ſignes de gangrene se manifestent par la cessation de la douleur; par la nature des matieres qui deviennent de couleur de tabac, souvent noires; elles s'évacuent sans que les malades s'en apperçoivent: le nez, le visage, les exrêmités froidissent. Le pouls diminue sensiblement, on y remarque plus ou moins d'intermittence; des mouvemens convulsifs dans les tendons: ces mouvemens convulsifs se communiquent au diaphragme, à l'estomac: ils occasionnent un hoquet fatiguant; les malades ne se plaignent plus de douleur, mais de beaucoup de malaise: cet état conduit bientôt au tombeau. Il est cependant possible, & j'en ai vû plusieurs pris des symptômes les plus désespérans, être rappellés à la vie par les moyens suivans.

TISANE ANTISEPTIQUE. Faites bouillir dans une pinte d'eau, Quinquina, Tamarinds, de chaque demi-once; la liqueur diminuée d'environ un tiers, ajoutez feuilles de Sordium une bonne pincée; après un quart-d'heure d'infusion, passez & exprimez à travers un linge; ajoutez à chaque gobelet de l'acide nitreux, ou de l'acide vitriolique dulcifié, suffisante quantité pour procurer une agréable acidité. On peut substituer le contra-Hierva au Quinquina, ou les mêler à la dose de deux gros chaque.

POTION CORDIALE. Si les malades ne peuvent avaler par gobelet, on leur fait prendre par cuillerée, une potion cordiale telle que la ſuivante.

Prenez un demi gobelet de la tiſane ci-deſſus, délayez-y un gros de theriaque ; faites diſſoudre ſéparément quatre grains de camphre dans une once d'eau de meliſſe compoſée, ajoutez une once de quelque ſirop acide, ou ſuffiſante quantité de ſucre ; mêlez le tout pour en donner deux cuillerées, à une demie heure ou à une heure d'intervalle. Quand cette potion aura ranimé le malade, faites-lui boire de la tiſane indiquée, le plutôt & le plus qu'il vous ſera poſſible.

J'ai vû des perſonnes qui n'avoient point été médicamentées d'abord, être réduites à l'état dont nous venons de faire mention, autant par la quantité de vers que par la putridité des humeurs : la coraline de Corſe dans la potion cordiale, les a rachetées, pour ainſi dire, de mort à vie, ou du moins les a ramené au point d'être ſuſceptibles d'autres remedes.

HOQUET. Lorſque le hoquet eſt un ſymptôme de gangrene, il faut employer les moyens indiqués à l'article ci-deſſus. On peut pallier le mal en tenant dans ſa bouche du vinaïgre de vin, ou de celui des quatre-voleurs, qui eſt préférable.

Quand le hoquet subsiste sans crainte de gangrene, on doit faire usage des rémedes calmans ou narcotiques, dont a été fait mention pag. 29. La liqueur minérale anodine d'Hoffman, produit d'assez bons effets pour ceux qui ont le moyen de l'employer dans la tisane ou dans la potion antiseptique. On peut aussi appliquer le theriaque sur *l'epigastre*, vulgairement nommé *le creux de l'estomac*.

Enfans.

Les enfans même à la mamelle ne sont point exempts de la contagion; il en est péri beaucoup plus par le préjugé des parens, que par la difficulté de leur administrer des secours. Le petit nombre que nous avons sauvés quand nous avons suivi leur traitement, nous donne lieu de croire qu'il eût été possible d'en sauver bien davantage, si nous eussions été avertis de leur maladie : on proportionne les moyens à l'âge & à la force des sujets ; on ne risque rien en essayant les doses les plus foibles. Nous avons administré avec succès à des enfans un grain, même deux de tartre stibié dissous dans douze cuillerées d'eau; on en donne une cuillerée dans la tisane, ou autre boisson ; on répéte, ou l'on arrête suivant l'effet. Après ce premier remede la poudre ſpécifique nous a réuſſi à la doſe de deux grains : on la réitere autant qu'on le juge néceſſaire, & à diſtances plus ou moins éloignées.

J'ai vû de très-bons effets de l'hierapicra comme topique ; on en frotte le creux de l'eſtomac & le nombril ; on en employe une demi-once plus ou moins ſelon l'âge; on le fait pénétrer autant qu'il eſt poſſible : j'ai vû des enfans être bien purgés par ce ſeul topique, & rendre beaucoup de vers. La coraline de Corſe dont il a été queſtion à l'article des vers, opére à ſouhait, quand on peut parvenir à la faire prendre aux enfans. L'huile & l'eau miellée ſont encore des remedes qui leur ſont convenables contre la violence des tranchées.

Femmes groſſes.

Le traitement des femmes groſſes eſt trop critique, pour que les perſonnes qui n'ont que du zèle & de la bonne volonté, puiſſent l'entreprendre, à moins qu'il n'y ait du danger dans le retardement. Comme la plénitude des vaiſſeaux accompagne pour l'ordinaire cette ſituation, & que l'inflammation du bas-ventre eſt ſujette à occaſionner des avant-couches, il eſt quelquefois néceſſaire de pratiquer une ou deux faignées du bras ; cette néceſſité ne peut être jugée que par les gens de l'art, eu égard à la nature du pouls & aux autres signes de plethore.

Si l'estomac est fort irrité, que les femmes fassent des efforts vains pour vomir; ces efforts inutiles étant plus contraires à l'enfant, que ceux d'un vomitif qui expulse l'humeur irritante : il est à propos de leur donner l'hipecacuana simple à la dose de six ou de huit grains, que l'on réitere deux ou trois fois à une heure d'intervalle, ayant soin de faire beaucoup boire les malades. Il faut encore leur recommander une attention dans le temps du vomissement, soit naturel, soit occasionné par les remedes; celle de se coucher (ce que l'on appelle vulgairement (*à dent*,) la poitrine appuyée sur le lit. Dans cette situation orisontale, l'estomac a beaucoup moins de fatigue pour expulser ce qui lui nuit, & les efforts portent moins sur la matrice.

Quand il n'y a pas d'indication indispensable pour le vomitif, il ne faut purger qu'avec des minoratifs très-doux, tels que la décoction de tamarinds & la mâne; la poudre spécifique à la dose de trois ou quatre grains. La poudre purgative universelle peut encore se donner à la dose de douze ou quinze grains dans une cuillerée de look, ou autre vehicule au choix des malades; si la premiere prise n'opére pas, on en redonne autant trois heures après ; autant encore à pareille diſtance. On ne peut agir ici avec trop de circonſpection.

Le ſoir du vomitf ou du purgatif il ne faut pas manquer de donner une priſe de theriaque ou de diaſcordium.

Quelque attention que l'on employe, l'irritation occaſionnée par l'humeur corroſive contenue dans les inteſtins, l'emporte ſur la prudence de ceux qui dirigent le traitement ; l'avant-couche a ſouvent lieu. Lorſqu'on la juge inévitable, il faut favoriſer la ſortie de l'enfant, ſi l'on ne peut lui conſerver la vie corporelle, il eſt eſſentiel de lui procurer la vie ſpirituelle par l'adminiſtration du Baptême.

Récemment accouchées.

Lorſque les femmes avant-couchent, ou lorſqu'elles accouchent à terme dans la dyſſenterie, nous n'avons rien à faire quand la nature agit bien ; il ſeroit imprudent de la troubler dans ſes opérations plus ſalutaires qne tout ce que l'art pourroit y ſubſtituer ; quand au contraire le cours des évacuations eſt ſupprimé à raiſon des douleurs de ventre & des épreintes ; c'eſt le moment d'avoir recours à l'art, & de travailler à diminuer les douleurs par les moyens ci-devant indiqués. On doit mettre en œuvre, lavemens émolliens, fomentations ſur le bas-ventre, bains de vapeur, injections adouciſſantes. Il faut être ici encore plus reſervé que dans toute autre circonſtance ſur l'uſage des narcotiques.

Femmes & filles.

Il eſt certain temps pendant lequel il faut ſe comporter vis-à-vis les femmes & les filles, comme nous venons de le preſcrire à l'egard des nouvelles accouchées : il ne faut jamais troubler la nature par des remedes évacuans ; il eſt eſſentiel de faire des queſtions à la plûpart des perſonnes du ſexe relatives à leur état. Pluſieurs qui ignoroient la conſéquence des remedes, ont été très-dangereuſement malades pour en avoir pris mal à propos.

En général j'ai remarqué que les évacuations naturelles, ſoit à la ſuite des couches, ſoit autrement, diminuent beaucoup les douleurs, ainſi que le danger de la maladie.

Régime pendant la maladie.

Pendant le fort du mal, la diete doit être des plus ſeveres : l'eſtomac & les inteſtins ſont le ſiége de la maladie, ce ſont eux qui ſont continuellement vexés, irrités par l'humeur corrosive qu'ils contiennent. Ces viscere ne sont point en état d'opérer de bonnes digestions ; plus on leur donne de nourriture, plus on les surcharge. On doit donc interdire toute espèce d'alimens solides dans les premiers temps, c'est-à-dire, pendant la force de la maladie.

Il faut faire beaucoup boire les malades; outre les tisanes que nous avons indiquées, on peut donner des bouillons de veau, des bouillons de poulets. On peut permettre un jaune d'œuf étendu dans un gobelet d'eau chaude avec un peu de sucre; j'ai fait faire le soir ce lait de poule avec une décoction de tête de pavot blanc, & je m'en suis bien trouvé.

Les Médecins ne sont pas d'accord sur l'usage des bouillons gras & nourrissans. Plusieurs les blâment, d'autres les autorisent. Voici ce que l'expérience m'a appris à cet égard.

Il s'agit d'examiner le sujet que l'on doit traiter : si c'est un homme replet, faisant habituellement bonne chere, il faut lui interdire les bouillons gras, ainsi que toute nourriture succulente. Si au contraire le malade est extenué par la fatigue & par une mauvaise nourriture habituelle, (ce qui est le plus ordinaire dans un temps d'épidemie) il est essentiel alors d'aider les forces & de substanter. Quelques bouillons de viande, loin d'être contraires, font un bien sensible, il faut avoir l'attention d'y mêler des plantes potageres, telles que la poirée, l'oseille, les oignons, les carotes, &c.

Le vin doit être sévérement interdit dans les premiers temps de la maladie; on en peut permettre à la fin, mais en petite quantité & mêlé avec beaucoup d'eau & de tisane.

Plusieurs ont voulu user de laitage; il est fort rare qu'ils s'en soient bien trouvés, les premieres voyes étant surchargées d'un levain putride, & de sucs fermentatifs, le lait s'aigrit, il se coagule & augmente la cause du mal. L'usage du petit lait clarifié, convient comme délayant, ainsi que nous l'avons observé.

Convalescence.

A proportion que les symptômes douloureux s'éloignent & se calment, le pouls se débarrasse, la fiévre diminue; bientôt elle cesse tout-à-fait. On permet aux convalescens une nourriture de jour en jour plus abondante & plus solide; des potages; des soupes au ris; du gruau; des purées de lentille, de feves rouges; du poisson; des œufs frais; des légumes de facile digestion, des fruits cuits; des compôtes, & ce successivement après avoir étudié ſcrupuleuſement les mets qui ſe digérent le mieux. Il ne faut paſſer à l'uſage de la viande, que quand l'eſtomac & le canal inteſtinal ſont totalement rétablis ; ce qui demande plus ou moins de temps ſuivant les ſujets, & ſuivant le plus ou le moins de rigueur de la maladie.

Retard & obſtacles à la guériſon.

Si les moyens que nous propoſons relativement aux différentes circonſtances, ne ſont pas mis en œuvre avec exactitude; ſi même les malades & ceux qui les entourent, ſe font une étude & prennent à tâche de nous tromper, en faiſant le contraire de nos ordonnances ; notre bonne volonté & notre zèle en éprouvent des contrariétés rebutantes : mais les malades ou les convaleſcens ne tardent pas à s'en repentir. Ils ſentent leurs torts lorſqu'ils voyent nos menaces s'effectuer; & lorſqu'ils ſe trouvent pris des accidens que nous leur avons annoncés.

Le défaut dans le régime, eſt le plus fréquent des obſtacles que les gens du peuple apportent à leur guériſon. Ils ſe croyent morts quand ils ne mangent pas ; la plûpart ſe bourrent l'eſtomac des mets les plus difficiles à digérer : le moment où nous croyons jouir de la ſatisfaction de les voir au port, eſt celui où quelque imprudence les conduit au tombeau. J'en ai ſurpris pendant la force du mal, d'autres à peine convaleſcens mangeans du lard, de l'andouille, des prunes vertes, du pain noir ſortant du four, des crêpes de farine de ſeigle fort épaiſſes, des marons, &c. &c. Quelques-uns par forme de remedes, mangent beaucoup d'œufs durs. La plûpart font un abus extraordinaire de vin & d'eau-de-vie; pluſieurs avouent qu'ils ſouffrent davantage quand ils en ont bû, & ils n'y retournent pas moins. D'autres ſe medicamentent à leur gré, ou ſuivant l'ordonnance de charlatans & de commeres.

Suites fâcheuſes de la maladie elle-même, & des remedes ſoit négligés, ſoit imprudemment faits.

Nous allons parcourir en peu de mots, & indiquer les moyens les plus efficaces contre les ſuites fâcheuſes qui réſultent, & de la maladie elle-même, & de l'humeur qui des premieres voyes ſe fait paſſage dans les ſecondes, ſoit par la négligence, ſoit par l'imprudence des malades.

L'affoibliſſement des organes & le peu d'activité des ſucs digeſtifs, occaſionnent ſouvent une eſpèce de LIENTERIE : Les convalescens rendent les alimens sans être presque dénaturés; quelques uns éprouvent UN FLUX CŒLIAQUE, ils évacuent des matieres chileuses plus ou moins blanches. Il faut être aussi circonspect sur la nourriture, dans ces deux circonstances, que dans le fort de la maladie; il faut user de remedes confortans, & d'un régime long-temps continué. La décoction ci-après convient.

Faites bouillir dans deux pintes d'eau de fontaine, quatre onces de mie de pain blanc, deux onces de rapure de corne de cerf, demi-gros de canelle. Quand l'eau sera réduite à moitié, coulez & exprimez à travers un linge; ajoutez à la colature une once de sirop de coings. Les convalescens peuvent prendre cette décoction en place de tisane.

La décoction de graine de geniévre dans laquelle on éteind un fer chaud; produit de bons effets pour raffermir les fibres digestives. Celle de cimarouba doit encore être employée par préférance, & peut être regardée comme spécifique dans l'occasion présente. On fait bouillir deux gros de cette écorce dans une pinte d'eau que l'on réduit à trois septiers.

On peut donner dans le cours de la journée quelques doses d'un demi-gros de rob de sureau, aiguisé de deux grains d'hipecacuana & de quatre grains de poudre incisive.

C'eſt encore ici le lieu de placer quelques priſes de thériaque, de confection, de diaſcordium & autres de pareil effet.

Quoique nous recommandions ſouvent ſur-tout pour le ſoir, les remedes de cette nature, dans tout le cours de la maladie, nous ſommes ſouvent obligés nous-mêmes d'y renoncer.

Pour peu que ces médicamens qui ne tendent qu'à fortifier ; pour peu que les boiſſons qu'on préſente aux gens du peuple, ayent un goût extraordinaire ; chaque bol, chaque gobelet ſont ſuivant eux autant de médecines. Il faut donc nous reſtreindre aux remedes abſolument indiſpenſables, pour ne pas rebuter des gens auſſi peu raiſonnables. Il eſt bon d'en indiquer de différens goûts, & qui produiſent à peu près le même effet, afin que les malades choiſiſſent, & que l'on puiſſe les diverſifier au beſoin.

Quand l'eſtomac peut digérer le lait de chévre, il eſt à propos d'en faire uſage le matin à jeun, & le ſoir en ſe couchant : il faut l'eſſayer d'abord une ſeule fois le jour.

Quatriéme indication.

Lorſque j'ai démontré la néceſſité des purgatifs, j'ai rapporté (*page* 23) les ſuites fâcheuſes auxquelles s'expoſent ceux qui les négligent, ou ceux qui ont l'imprudence d'employer des remèdes astringens; il ne nous reste ici que de rechercher les moyens de remédier à ces divers accidens. L'indication générale contre chacun d'eux, est celle d'évacuer l'humenr & de lui donner issuë par toutes les voies possibles.

Après avoir purgé plusieurs fois, il faut employer les sudorifiques, les appéritifs, les diurétiques; il faut pour le choix consulter la route que la nature semble adopter & indiquer.

Lorsque l'humeur se porte sur les yeux, ou lorsqu'elle paroît affecter quelques parties du cerveau, il faut la détourner au plutôt, en appliquant un vésicatoire à la nuque du col ou entre les deux épaules.

Lorsqu'elle affecte les muscles, ou les articulations; on doit employer les sudorifiques, tant intérieurement qu'extérieurement; les tisanes avec les bois sudorifiques, seules ou mêlées avec le lait: l'application des feuilles de *lappa major*, ou bardane.

Les bains de marc de raisin nous ont réussi, on peut leur substituer ceux des feuilles d'hiéble chaudes, de bois d'aulne, ou autres de pareil effet. Il faut faire & répéter des frictions avec quelque étoffe de laine imbuë de la fumée de geniévre & de celle de succin.

L'application d'une bouillie faite avec le naveau sauvage, ainsi que l'application de la peau d'animaux nouvellement tués, contribuent à diminuer les tumeurs des articulations.

Dans les fiévres qui succédent à la dyssenterie, il faut avoir l'attention de ne pas employer trop tôt le quinquina ; il faut avoir purgé suffisamment auparavant : la poudre fébrifuge purgative qui est un peu trop active dans le cours de la maladie ; convient beaucoup contre les fiévres subséquentes.

Il faut joindre les appéritifs, même les martiaux au quinquina & aux fébrifuges ordinaires. La tisane de parelle & de carote conviennent, par rapport à l'épaississement de la limphe, & aux obstructions dont on est menacé. Il est à propos d'ajouter aux boissons quelconques, du sel de nître ou de celui de glauber.

Dans le cas de bouffissure ou d'hydropisie, il faut rendre les boissons plus apéritives ; on les fait avec les cendres de genet ou de serment, avec les racines de petit-houx, de fraisier ; les feuilles de cerfeuil, d'argentine & de pariétaire. On peut employer les sucs dépurés de ces mêmes plantes, en y ajoutant suffisante quantité de sirop des cinq racines.

Chacun

Chacun des accidens qui peuvent survenir & qui surviennent réellement à la suite de la dyssenterie, demanderoit un traité particulier. Nous nous sommes contentés de les faire connoître & d'indiquer les principaux moyens de les combattre : mais comme ces accidens sont susceptibles de complications qui exigent du sçavoir & de l'expérience, nous pensons qu'ils ne doivent être traités que d'après les conseils de Gens de l'Art, auxquels on a le tems de recourir.

Différentes causes de la maladie.

Ce n'est point à une seule cause que que l'on doit attribuer un mal aussi grave & aussi répandu ; il s'en trouve plusieurs, les unes peuvent être tegardées comme causes premieres ou efficientes, les autres comme causes secondes ; les troisiémes comme causes disposantes.

CAUSE PREMIERE OU EFFICIENTE.

La cause premiere ou efficiente des maladies épidemiques, est, pour l'ordinaire, l'altération de l'air. Lors, dit Hippocrate, qu'une même maladie attaque beaucoup de personnes en même temps, il faut en rechercher la cause dans ce dont l'usage est le plu universel & le plus commun ; or, c'est ce que l'on peut dire de l'air que nous respirons tous. (*a*)

Il est de notoriété publique, du moins pour tous les observateurs, que l'air a été chargé cette année d'exhalaisons funestes; tous ceux qui se sont trouvés exposés aux brouillards du soir & de la nuit, ont été frappés d'une infecte & très-fœtide odeur! Ces exhalaisons ont été si malfaisantes qu'elles ont corrompu une partie des productions de la terre : les pommes, les poires, les marrons, &c. tous les fruits tendent à la putréfaction : aucun ne peut se garder; les vers s'y mettent avant qu'ils soient parvenus à maturité : les bleds, les seigles sur-tout sont de mauvaise qualité; ce n'est qu'avec peine & avec bien des attentions qu'on en forme du pain.

On a remarqué avec surprise que les vins nouveaux & les cidres ont produit à la bonde, une quantité plus ou moins considérable de vers. (*b*)

(*a*) Quandò ab uno morbo multi homines corripiuntur eodem tempore, causam ad id quòd communissimum est, & quo maximè omnes utimur referre opportet; est autem hoc : spiritus & aër quem inspirando trahimus. Hipp. lib. de nat. hum.

(*b*) Ce fait dont je ne suis pas témoin, m'a été rapporté par plusieurs personnes dignes de foi : je ne puis le révoquer en doute; mais ces vers viennent-ils de la liqueur même, ou sont-ils produits par une espèce de mouchės qui se sont trouvées en quantité dans les celliers & dans les caves, & qui ont déposé leurs œufs vers la bonde des tonneaux : ce dernier sentiment me paroît plus vraisemblable; il ajoute aux preuves que nous allons donner de l'abondance extraordinaire des insectes cette année.

L'altération de l'air qui a été capable de donner aux végétaux une tendance à la putréfaction, a produit le même effet sur les hommes qui se sont trouvés exposés le soir & la nuit à ces vapeurs malfaisantes. Il est de fait que les exhalaisons de toute espèce attitées par la force du soleil, sont élevées pendant le jour; que condensées par la fraîcheur du soir & de la nuit, elles retombent avec le serein & le brouillard. Ce moment est celui où leur atteinte devient préjudiciable & funeste au genre animal comme au genre végétal.

CAUSES SECONDES DES MALADIES CONTAGIEUSES.

Tout ce qui peut infecter l'air ou ajouter à son infection, doit être regardé comme cause seconde des maladies contagieuses.

La grande quantité d'insectes seroit-elle capable de donner à l'air une qualité nuisible? L'expérience & les observations de très-grands hommes prouvent que si une abondance extraordinaire de vermisseaux, ou d'insectes quelconques répandûs dans l'air, n'est pas la cause des maladies populaires & malignes, elle en est du moins le présage.

Jean de Damas assure *qu'en quelque pays & en quelque temps de l'année qu'on ait vû des troupes de mouches, les habitans ont été attaqués de maladies que la pourriture cause dans les corps* (*c*)

Le Docteur Pringle, Variola, Vérulam, Varron, Fabrice de Hilden, ont fait la même remarque. Ce qui s'est passé cette année, ce que tout le monde de ma province peut avoir observé, comme moi, vient à l'appui de ces autorités. Nous avons été incommodés d'une quantité de hannetons, de chenilles, de mouches de toute espèce, telle qu'il est rare d'en voir: l'air a été chargé de petits moucherons presque imperceptibles dans une abondance prodigieuse; il n'est pas de voyageur qui ne s'en soit plaint; j'en ai attiré bien des fois dans ma bouche lors de l'inspiration; souvent ces moucherons ont été entraînés avec l'air jusqu'à la trachée artère, ce qui m'a fait cruellement tousser; plusieurs sont venus voler & périr dans mes yeux.

Vers la moitié du mois d'Août, le clocher de Lucé s'est trouvé entouré d'une légion d'insectes volans; la quantité en étoit telle que l'on pouvoit à peine appercevoir la Croix & la pointe du clocher. Ce phénomene qui a eu lieu plusieurs jours

(*c*) Ubi vis gentium, quocumque anni tempore, phalanges muscarum redundaverint, ibidem & ægritudines quæ ex putredine oriuntur in corporibus redundaverunt. Joan. Damasc. aph. 132.

confécutifs dans l'après-dinée, a été remarqué du peuple qui en a tiré des conféquences à fa mode. Depuis le mois d'Août ces infectes ont reparu à différentes reprifes; quelques perfonnes ont voulu s'affurer de l'efpèce que la plûpart regardoient comme extraordinaire & non connue. Leur curiofité eut bientôt de quoi fe fatisfaire, il en tomboit de temps en temps de fort gros pelotons qui ont fait reconnoître manifeftement la fourmi aîlée.

Ces infectes fe font attachés en grand nombre aux pignons de quelques bâtimens; ils ont pénétré dans l'intérieur, & s'y font introduits à la faveur des ouvertures, quand ils en ont trouvé dans les murs ou ailleurs; ils fe font portés fur les vitres, ils ont obfcurci les apartemens au point qu'on n'y pouvoit voir clair au plus beau du jour. (*d*)

2°. Parmi les caufes capables de propager la contagion, on doit compter les exhalaifons funeftes produites par la malpropreté des malades & de leurs habitations.

3°. Les émanations putrides occafionnées par les fumiers qui fe trouvent raffemblés dans prefque toutes les cours, & devant les maifons des fermes.

4°. L'eau croupie dans laquelle on fait

(*d*) Cet effet a eu lieu chez le nommé Cointereau, ancien Jardinier du château; chez M. Foucher, Fabricant de toiles, & en plufieurs autres maifons.

rouir & séjourner les chanvres; cette eau devient d'une odeur la plus infecte & la plus désagréable.

5°. Plusieurs paysans sont revenus de Beauce avec la dyssenterie, ils l'ont communiquée à leur famille; l'air s'est infecté de proche en proche. Nous remarquons que l'épidémie a été portée dans des paroisses saines par quelques particuliers, qui étant venus gouverner leurs parens ou leurs amis, s'en sont retournés avec la maladie, ils l'ont propagée de leur maison à tout le voisinage; le mal est ainsi devenu général dans des endroits, qui auparavant n'en avoient pas la moindre atteinte.

Que l'air extérieur se trouve infecté par une quantité prodigieuse d'insectes, par le manque d'attention & de propreté! Qu'il soit souillé par les émanations de la terre, ou par toute autre cause; il s'introduit dans nos corps, empreint de ses malfaisantes qualités, par différentes voyes; par les pores de la peau, par la respiration & par l'entremise de la salive; il forme en nous un air intérieur qui s'exhale continuellement; cette matiere aërienne qui émane du corps d'un homme atteint de fiévre putride, d'un autre en proye à la petite vérole, ou de celui qui est tourmenté par une maladie dyssenterique, se joint au fluide aërien d'un autre corps: cet air infecté de la contagion altére à sa maniere l'air intérieur du corps dans lequel il est reçu, *POUR PEU QUE CE CORPS Y AIT DISPOSITION.* Il excite une fermentation dans les fluides; il change, il trouble les fonctions des solides; enfin, il produit une maladie de même genre que sa source d'infection, mais dont les symptômes & les accidens peuvent être très-différens selon les sujets qui en sont affectés.

La salive est très-propre à recevoir & à communiquer la contagion; étant d'une nature fort spiritueuse, elle se charge facilement des qualités dont l'air qui passe continuellement par la bouche, se trouve empreint: cette salive atteinte de l'air contagieux dans la bouche, passe à l'estomac, ensuite aux intestins; elle porte partout le germe de contagion, qui des premieres voyes se communique bientôt au sang & aux autres humeurs. (e)

CAUSES DISPOSANTES.

Outre les causes secondes qui provien-

[e] Depuis la fin d'Octobre l'air contagieux a paru affecter plus directement les secondes voyes, & moins cruellement les premieres. Les dyssenteries quoique très-fréquentes, & s'étendant de jour en jour à de nouvelles paroisses, n'ont pas été aussi douloureuses que dans les commencemens; mais nous avons remarqué (dans les paroisses nouvellement attaquées plus que dans les anciennes,) des fiévres putrides essentielles, c'est-à-dire, de celles qui n'ont été ni l'effet, ni la suite de la dyssenterie.

nent du plus ou du moins d'altération de l'air, il en est d'autres qui dépendent de la disposition des sujets ; ce qui fait que l'air quelque contagieux qu'il soit, n'opére pas également sur tous ceux qui le respirent ; sur tous ceux qui en sont environnés, mais seulement sur ceux qui sont disposés d'une maniere propre à recevoir l'impression du venin, & à concourir à son action.

La nécessité de ce rapport est observée dans les différentes espèces de maladies contagieuses. Toutes les personnes mordues par des chiens enragés, ne contractent pas la rage lors même qu'elles négligent l'usage des préservatifs ordinaires. Tous ceux qui ont commerce avec des personnes manifestement atteintes du virus vénérien, n'en sont pas également infectées ; le concours de cette disposition du sujet est sensible & remarquable ; dans la petite vérole, il en est de même pour la dyssenterie, pour les fiévres putrides, &c. &c.

L'air contagieux n'est donc point une puissance despotique ou absolue, (*f*) il n'affecte que les corps qui y sont disposés, c'est-à-dire ceux en qui les nerfs déchus de leur ton & de leur fermeté natu-

(*f*) Lettre de M. Hecquet, en reponse à M. Chicoineau sur la non-contagion.

relle, s'accordent avec les impreſſions de l'air contagieux; de ſorte que conformans leurs oſcillations avec les ſiennes, ils tranſmettent dans les viſcères toute la maligne puiſſance de ce venin. Il n'en eſt pas de même ſi les nerfs ſe trouvent en force & dans leur reſſort naturel; car alors ils repouſſeront les premieres approches de la contagion, & conſerveront toutes les fonctions du corps dans le calme & dans leur ordre naturel.

La diſpoſition de chaque ſujet n'étant pas la même, les tempéramens étant différens, la même cauſe ne doit pas produire les mêmes effets. Les uns ſont pris de l'air contagieux, tandis que le tempérament & certaines circonſtances en préſervent les autres.

Tels ou tels accidens peuvent changer la diſpoſition naturelle la plus ſaine & rendre ſuſceptible de la contagion quelques ſujets qu'elle n'auroit point affecté. Ces cauſes ſont principalement la répercuſſion de la tranſpiration, le mauvais régime & les paſſions de l'ame.

1°. Les payſans & les gens du peuple ſont fort ſujets à la répercuſſion de la tranſpiration. Après un travail pénible, le jour, ils ſe trouvent dans l'inaction le ſoir, & plus expoſés que d'autres à l'inconvénient dont il eſt queſtion, par le ſerein & par la fraîcheur des ſoirées;

combien d'occaſions dans le cours d'une journée leur font-elles courir les mêmes riſques! Les voyages qu'ils font pour l'ordinaire de nuit, afin d'arriver le matin aux différens marchés, les expoſe fréquemment aux brouillards & aux vapeurs nocturnes, qui, comme nous l'avons dit, ſont les momens les plus critiques & les plus dangereux.

2°. Le mauvais régime habituel des payſans & des gens du peuple en toutes les ſaiſons, mais principalement dans le temps des melons & des prunes, ils en font leur principale, pour ne pas dire leur unique nourriture. Ces fruits mangés ſans être mûrs, & d'une mauvaiſe qualité cette année, opérent de mauvaiſes digeſtions, rempliſſent l'eſtomac de crudités, qui diſpoſent au moins à contracter la maladie.

Les paſſions de l'ame & le mouvement irrégulier du ſang & des eſprits animaux qui en eſt l'effet, doivent encore être comptés au nombre des cauſes diſpoſantes. Nous diſcuterons plus amplement cet objet à l'article ſuivant.

Moyens préſervatifs précautions néceſſaires pour s'oppoſer aux progrès de la contagion.

D'après les cauſes dont nous venons de faire l'examen, & que nous avons regardées comme capables de contribuer plus ou moins aux progrès de la contagion, il est facile de juger quels doivent être les moyens de s'en préserver. Nous allons indiquer ceux que l'expérience nous a fait regarder comme bons. La plûpart de nos conseils auront pour garants Richard Mead, (g) & Fréderic Hoffman, (h) leurs avis doivent avoir ici force de loi!

Tutius in fugâ præsidium ponitur, c'est l'avis que donne Mead; éloignez-vous donc autant qu'il est possible des lieux où règne une maladie contagieuse.

Il ne faut point s'exposer indiscrétement aux brouillards du matin, moins encore à ceux de la nuit; il faut éviter également le serein des soirées!

Puisque les différentes exhalaisons & les matieres corrompues dont l'air se trouve chargé, paroissent être une des principales sources de la contagion, il faut avoir la plus scrupuleuse attention à fuir & à faire éviter aux autres tout ce qui peut augmenter la somme de ces funestes exhalaisons; il faut corriger l'air de celles dont il est déja empreint. Ces objets regardent la police générale; mais dans une affaire où la santé, où la vie des particuliers se trouve

(g) De sistendo pestis semel admissæ progressu.

[h] Des poisons contenus dans l'air, & de ceux qui s'engendrent dans le corps humain.

intéressée, en travaillant pour la police générale, chacun travaille ponr soi-même.

Les morts dans cette Epidémie, sont gangrenés & pourris avant le trépas; les laisser parmi les vivans, ce seroit augmenter la cause de la contagion; cette raison oblige de s'écarter des règles très-sagement établies, pour toute autre circonstance; mais dans celle-ci on peut & l'on doit inhumer les morts dans les douze heures. Il faut les porter au cimetiere sans les faire entrer dans l'Eglise; la Chapelle du Cimetiere y supplée; le mal n'est déja que trop répandu, sans encore infecter l'air d'un lieu saint, bien plus fréquenté dans un temps de calamité que dans tout autre.

Plusieurs Paroisses conservent leurs Cimetieres autour des Eglises & dans le centre des Bourgs; C'est dans ce moment de mortalité que le public en reconnoît le désavantage & en désire plus que jamais l'éloignement.

Il faut que les fosses ayent au moins quatre à cinq pieds de profondeur, principalement lorsque les Cimetieres ont l'inconvénient ci-dessus. (*i*)

Il est essentiel de tenir les malades & leurs maisons propres.

On doit mettre en œuvre les repré-

[*i*] Ad ingentem ab locis habitatis sepelienda sunt distantiam, altè inhumanda & sollicitè terrâ contegenda. [Mead.]

ſentations, les menaces, les voies de rigueur même, pour empêcher qu'on ne jette les déjections dans les rues, dans les cours, ou ſur les fumiers; on doit pratiquer dans un lieu un peu éloigné de l'habitation, un trou pour les recevoir & les couvrir de terre à chaque fois; ces ſubſtances ſont plus propres que toutes autres à infecter l'air & à communiquer la contagion. (*k*)

Le ſéjour des chanvres dans l'eau eſt néceſſaire pour les faire roüir; ceux qui en ont fait la récolte, préparent des foſſes, y amaſſent de l'eau, pour les y laiſſer ſéjourner, il faudroit les contraindre de donner cours à cette eau empuantie, auſſitôt qu'elle ceſſe d'être néceſſaire.

Ceux qui ont les moindres atteintes de l'Epidémie, doivent s'abſtenir de fréquenter les lieux d'aiſance, communs à toute une maiſon. Ce défaut d'attention, fait courir à tous ceux qui l'habitent, le riſque preſqu'inévitable de la contagion.

Il eſt eſſentiel que les peres & meres malades ne mettent point leurs enfans ſains couchés avec eux, ni dans des berceaux ou lits, qui quoique ſéparés, ſe trouvent ſous les mêmes rideaux. Si les en-

(*k*) Maximè per ſe accommodatæ ſunt animales ſubſtantiæ ad recipienda volatilia effluvia quæ ex ejuſdem generis ſubſtantiis emittuntur. (Mead de contagio prævertendo.)

fans font malades, les peres & meres fains doivent avoir la même attention pour eux-mêmes.

Nous venons d'indiquer les principaux moyens pour écarter ce qui peut charger l'air d'exhalaifons funeftes. Examinons actuellement ceux qui font capables de corriger l'air des qualités préjudiciables dont il fe trouve empreint, ainfi que les attentions qui peuvent contribuer à nous en garantir.

Pour nous faire parvenir au premier but, le feu fournit le principal moyen : Hippocrate, Gallien, Pline, Amatus-Lufitanus, &c. regardent le feu comme un remède contre la pefte; à plus forte raifon contre les maladies moins violentes. Le feu acquére encore plus de propriété pour diffiper & pour corriger les exhalaifons contagieufes, quand la fumée en eft produite par des bois aromatiques & réfineux. Il eft donc non feulement utile, mais il eft néceffaire dans les fermes, dans les bourgs, dans les villages, comme dans les villes attaquées de l'Epidémie, qu'on allume des feux, qu'on faffe des fumées devant les portes, dans les maifons mêmes; avec le bois & la graine de geniévre, avec des plantes aromatiques.

Il faut avoir foin de renouveller l'air de la chambre des malades quelques heures après le lever du foleil, & quelque tems avant qu'il fe couche; dans les autres momens on fera évaporer du vinaigre de vin ou du vinaigre des quatre-voleurs, dans un plat ſur un réchaud, ſur une pelle ou ſur une tuile rougie, (*l*) dans la chambre & près du lit des malades. Méad conſeille ce moyen, ainſi que celui de brûler du ſoufre (*m*) ou de la poudre à canon dans les lieux infectés.

Tant qu'on eſt auprès des malades ou dans des lieux ſuſpects, il ne faut point avaler ſa ſalive; il faut cracher ſouvent; il eſt même avantageux d'exciter la ſalivation en mâchant quelque choſe d'âcre, tel que le pireſtre, le cochlearia, le creſſon, la racine d'angélique, &c.

Il faut s'abſtenir de manger & de boire dans un air corrompu, ce ſeroit le moyen d'introduire dans l'eſtomac avec les mets la ſalive imprégnée du ferment morbifique. Méad conſeille encore de retenir ſon haleine. (*n*) Il eſt très-difficile d'empêcher le jeu de la reſpiration auſſi longtemps qu'il ſeroit néceſſaire; il eſt plus facile de corriger l'air qui doit entrer dans la bou-

[*l*] Nec abſurdum crediderim domos aceti vapore repleviſſe ſive ſolo, ſive adjecto nitro dum in ferrum candens, vel ardentem tegulam injicitur.

(*m*) Forſan verò aliquid utilius ſulphuris vapor attulerit; acidæ enim eſt naturæ: præterea ſubſtiliſſimum demonſtravit experientia, coercendiſque fermentationibus aptiſſimum.

(*n*) *Primum* erit ne ſalivam deglutiant dùm ægris aſſident, ſed ipſam expuant: *alterum* eſt ut ſpiritum, quantùm fieri poterit, dùm juxtà ipſos verſantur, non adducant.

che: dans cette vûe, c'eſt une ſalutaire précaution de porter ſur ſoi du vinaigre des quatre-voleurs, de s'en frotter quelques fois les mains, le viſage, le nez, les oreilles. On peut également porter environ demie-once de camphre, enveloppé dans un morceau de linge, ou dans du papier; on tient le flacon de vinaigre, ou le nouet de camphre à la main, on l'approche de la bouche & du nez, quand on eſt obligé de viſiter les malades, ou les lieux ſuſpects de contagion. Ces ſubſtances volatilles s'exhalans continuellement, corrigent l'air qui parvient à la bouche, & empêchent l'effet de la mauvaiſe odeur à laquelle on eſt expoſé.

L'inflammation, ni même la cauſe qui la produit n'exiſtant point avant la maladie, lorſque l'on veut prendre intérieurement quelques préſervatifs, on ne doit pas craindre de les choiſir dans la claſſe des remedes qui accélérent le mouvement du ſang, qui fortifient l'eſtomac & qui augmentent la tranſpiration. J'ai fait faire uſage de l'infuſion de graine de geniévre, de fleurs de ſcabieuſe, &c. qui ont les qualités ci-deſſus.

La Société Royale de Medécine donne la préférence à l'infuſion d'ulmaria, de pimprenelle, de cerfeuil! Elle eſt d'avis d'aciduler ces infuſions avec quelques gouttes

gouttes d'acide vitriolique dulcifié, en y ajoutant une pincée de ſcordium dont la vertu antiſeptique a toujours été ſi vantée. Le Docteur Mead, d'après les Arabes, recommande comme très-propre à écarter l'infection, & à dompter ſa violence, l'uſage des acides à la tête deſquels il place le vinaigre de vin, ſur-tout ſi l'on y fait infuſer des racines de gentiane, de galanga, de zedoaire & des graines de geniévre. (*n*) Il faut exciter la tranſpiration, non-ſeulement par les remedes intérieurs, mais encore par l'attention de ſe couvrir plus qu'à l'ordinaire, tant la nuit que le jour; autant il eſt utile d'augmenter cette tranſpiration, autant il ſeroit dangereux de la répercuter.

Un demi-gros de thériaque pris à jeûn, peut encore être mis au rang des préſervatifs internes, en buvant deſſus celle des infuſions déſignées, que la confiance fera préférer: je ne conſeille point d'uſer habituellement de préſervatifs à l'intérieur, mais ſeulement lorſqu'on ſe trouve indiſpoſé. Quelques favorables que ſoient ces moyens, on les mettroit bientôt en diſcrédit; c'eſt ordinairement la peur qui engage à les prodi-

[*n*] In hunc finem Arabes repetitum uſum eorum commendant quæ acidâ pollent qualitate, ut malorum, granatorum, &c. Sed ante omnia debet extolli quod à vino extrahitur acetum, quod ſtomacho gratius effecerit infuſio gentianæ radicis, galangæ, zedoariæ, juniperii baccharum.... &c.

guer, & cette paſſion de l'ame eſt une diſpoſition à l'épidémie, plus forte que ne pourroient être les moyens que nous indiquons pour en préſerver.

L'aſſurance & la fermeté ſont des ſpécifiques contre la contagion ; ſi elle ſe manifeſte elle eſt beaucoup moins dangereuſe pour des gens courageux que pour des caracteres chagrins & prompts à s'effrayer, cette diſpoſition eſt capable d'en développer le germe, & de la rendre mortelle. C'eſt pour parer à cet inconvénient, que de concert avec M[rs] les Prêtres & les Magiſtrats du Grand-Lucé, nous avons décidé qu'on interdiroit le ſon des cloches tant pour l'adminiſtration des Sacremens, que pour les trépas & ſépultures. Trois ou quatre morts dans une ville ou dans une paroiſſe, occupent les cloches une journée entiere ; ces ſons lugubres qui frappent les malades juſques dans leur lit, portent la frayeur dans leur ame ; ils leur donnent le coup de mort, ſur-tout quand les trépas ſe trouvent ceux de leurs parens, de leurs amis. (*o*) Il eſt très-difficile de cacher la vérité dans une maladie où rarement la tête ſe trouve affectée. » *Corpus* » *ab omni ſpirituum depreſſione ſervandum*

(*o*) Nous uſâmes de la même précaution lors de l'épidémie qui en 1774, affligea la ville de la Ferté-Bernard, & nous eûmes lieu d'en être très-ſatisfaits.

» *innoxium, mens ab omni immodicâ af-*
» *fectatione intacta relinquenda.* (Méad.)

Nous recommandons d'éviter toutes les ſenſations diſgracieuſes de l'ame ; nous défendons également l'uſage immodéré des veilles & de certains plaiſirs qui étant capables d'épuiſer, d'énerver le corps, lui donnent une diſpoſition prochaine à la maladie. La tempérance, en fait de plaiſirs, & la ſobriété en ce qui concerne les alimens, ſont d'excellens moyens préſervatifs. Toute perſonne raiſonnable doit être ſon Médecin pour la quantité & pour la qualité des mêts : il faut choiſir ceux que l'eſtomac digére le mieux, & ne pas s'expoſer aux mauvaiſes digeſtions dont les ſuites ſont plus redoutables que les indigeſtions graves dont les effets ſe manifeſtent ſur le champ.

Le poiſſon, les légumes, le raiſin & les fruits ſont préférables à la viande, ſur-tout quand il règne des maladies putrides. On doit regarder les fruits, quand ils ſont dans leur maturité & qu'on n'en fait pas d'excès, plutôt comme préſervatifs, que comme cauſes de la maladie. Les bleds principalement les ſeigles étant de mauvaiſe qualité cette année, les moyens préſervatifs dont on ne peut trop recommander l'uſage contre le mal qui pourroit en réſulter, ſont 1° de mêler au moins par moitié les bleds nouveaux avec d'anciens ; 2° de faire sécher les bleds nouveaux au soleil & mieux encore au four, avant que de les faire moudre ; quand même on auroit dessein de les mêler avec des bleds vieux. Ces précautions ne sont point dispendieuses, & je les crois indispensables pour ceux qui sont forcés d'en faire leur nourriture avant Pâques. (*p*)

Une autre attention que les bleds de cette année exige (tant les fromens que les seigles,) est de doubler au moins la quantité de levain ; la pâte faite des farines de ces bleds, étant beauconp moins susceptible de liaison que celle des bonnes années ; il faut employer un levain bien plus fort & en plus grande quantité, sans quoi la pâte ne leve point, & l'on ne peut en former du pain.

(*p*) Plus le seigle est nouveau, plus ces attentions sont nécessaires même dans les meilleures années. Elles sont indispensables quand les années ont été pluvieuses, quand les seigles se trouvent de mauvaise qualité, petits, anicles, peu nourris & peu nourrissans. La nourriture qu'on en retire, au lieu de fortifier, dérange la santé, & est capable d'occasionner des maladies. Il y a environ huit ans qu'un canton du bas-Maine en éprouva de singuliers effets ; dans la paroisse de S. Martin de Connée & environs, tous ceux qui mangèrent du pain de seigle nouveau, furent attaqués d'un assoupissement insurmontable, au point de ne pouvoir s'occuper d'aucune ſorte de travail. Cet aſſoupiſſement affectoit également les chiens & autres animaux que l'on nourriſſoit avec le même ſeigle, ſoit en grain, en farine ou en pain. Les moyens que je propoſe ici, furent mis en uſage & réuſſirent.

Le ſeigle eſt encore ſujet à être mêlé de différentes graines qui peuvent ajouter aux mauvaiſes qualités de celui qui eſt nouveau; il faut dans ce cas faire la ſéparation de ces graines étrangères, ainſi que de l'ergot quand il s'en trouve. Comme j'ai fait voir les inconvéniens de ce bled dégénéré, dans un Mémoire que j'ai publié en 1770, par ordre du Gouvernement; comme depuis ce temps la Société Royale s'eſt occupée ſérieuſement de cet objet, je n'en parle aujourd'hui que pour en recommander la ſéparation d'avec le bon grain.

APPROBATION

de la SOCIÉTÉ ROYALE *de Médecine.*

LA Société Royale de Médecine ayant entendu le rapport de Meſſieurs Lorry & Hallé, Commiſſaires nommés, pour l'examen d'un Mémoire de M. VETILLART DU RIBERT, relatif à la maladie dyſſenterique qui a regné dans ſa Province, a jugé que ce Mémoire rempli d'obſervations intéreſſantes; où l'on trouve une pratique ſaine & judicieuſe; peut être très-utile, pour diriger le traitement de l'Epidémie qui regne dans plusieurs Provinces, & particuliérement pour la maladie qui désole le Maine ; & qu'il mérite son approbation.

Fait au Louvre ce 21 Décembre 1779.

VICQ D'AZIR.

Permis d'imprimer & de distribuer. Au Mans ce 10 Décembre 1779. ROUXELIN DARCY.

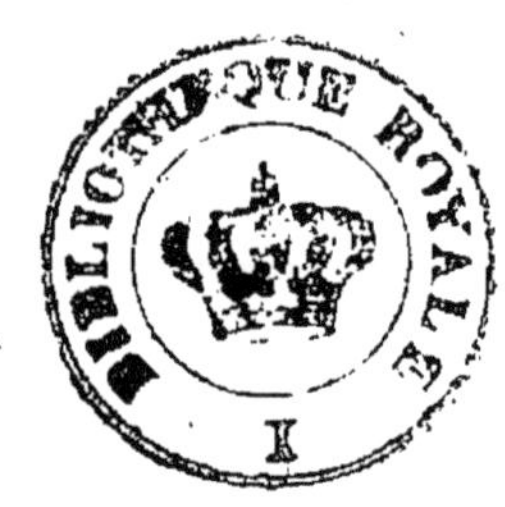

www.ingramcontent.com/pod-product-compliance
Ingram Content Group UK Ltd.
Pitfield, Milton Keynes, MK11 3LW, UK
UKHW020342250726
13967UKWH00005B/2081

9 782013 045339